AF467840

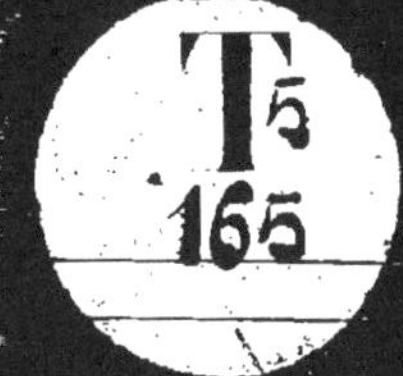
T5
165

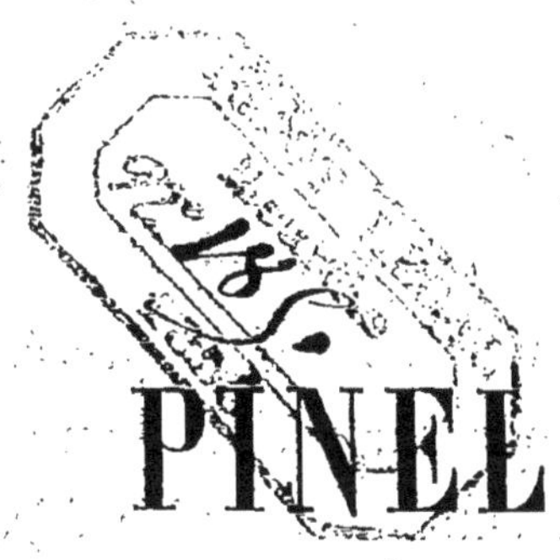

PINEL

ET SON ÉPOQUE (1),

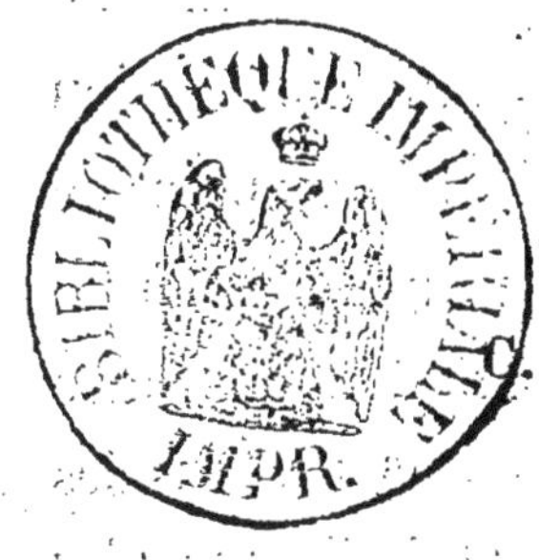

PAR M. LE DOCTEUR

C. SAUCEROTTE.

Pinel s'inspirant de la philosophie du XVIIIe siècle, et de l'analyse, qui est sa formule la plus générale, nous est un frappant exemple des rapports intimes qui lient la marche de chaque science à l'esprit philosophique d'une époque. Entre la logique de Condillac et la *nosographie* la filiation est évidente. Même confiance dans l'infaillibilité des nomenclatures, et dans l'influence d'une langue bien faite sur les progrès de la science : même engouement pour ces méthodes analytiques qui, à force de diviser, finissent quelquefois par désunir, et par perdre de vue les rapports synthétiques, et les grandes lois des faits.

---

(1) Voir dans le volume des Mémoires de l'Académie de Stanislas, pour 1852, l'Etude sur Bichat.

1855

En expliquant par quels motifs les procédés analytiques avaient obtenu une faveur exclusive au commencement de ce siècle, je n'entends pas m'en faire le détracteur absolu ; en toute chose il y a l'usage et l'abus. D'ailleurs, pour croire avec Pinel, ou pour répéter sur la foi de ses apologistes que l'application de l'analyse à la médecine date de la fin du XVIIIe siècle, il fallait avoir oublié qu'on ne peut observer sans le secours de l'analyse, point de départ de toute méthode expérimentale : que c'est là un procédé aussi vieux que l'esprit humain, et dont on trouve l'application chez les grands observateurs de tous les temps, à commencer par Hippocrate, et à finir par les contemporains de Pinel lui-même (1). Mais enfin puisqu'à ce nom justement vénéré se rattachent la vogue dont jouirent à cette époque les méthodes analytiques, et les avantages qui purent en découler pour l'art de guérir, voyons ce que le célèbre professeur apporta dans cette direction d'idées neuves et de perfectionnements réels.

C'était alors le règne des nosologies, nées de la néces-

---

(1) Il n'est pas de méthode d'où l'analyse, il n'en est pas d'où la synthèse soit totalement proscrite ; seulement l'analyse doit constituer le point de départ et le procédé dominant dans les sciences d'observation. «Nous ne décomposons *que pour recomposer*. Si nous ne pouvions nous retracer toutes les choses *ensemble*, nous ne pourrions jamais juger *des rapports* où elles sont entre elles, et nous les connaîtrions mal. » Qui a dit cela ? Condillac lui-même. Logiq. 1re part., chap. 2.

sité de coordonner les nombreux matériaux dont se compose la pathologie, non moins que du discrédit des vieilles théories, et de l'impossibilité constatée d'y trouver un lien commun pour la systématisation de tous les faits. Séduits par l'exactitude des méthodes de classification qui avaient conquis dans les sciences naturelles une faveur méritée, les nosologistes avaient cru pouvoir appliquer à la distribution méthodique des maladies les principes de ces sciences. On s'en était laissé imposer par une fausse analogie entre les caractères spécifiques inhérents aux êtres matériels, et les phénomènes transitoires qui résultent de cet acte anormal qu'on nomme la maladie. Sauvages qui croyait à la possibilité d'importer en pathologie les formules usitées dans les classifications botaniques, avait donné le premier l'exemple d'une nosologie fondée sur ces principes. C'était une erreur du grand Linné ; ce fut la grande préoccupation de la fin du XVIIIe siècle, et même du commencement du XIXe. « Il n'y eut pas, dit Coutanceau, de si mince professeur qui ne crût marcher à l'immortalité en attachant son nom à une classification nosologique (1). Parce que Condillac avait dit, au rebours de la vérité, que la rigueur de la langue fait la rigueur de la science, on s'imagina connaître beaucoup mieux les maladies auxquelles on avait donné

(1) Réveillé-Parise comptait en 1816 cinquante-quatre publications de ce genre à lui connues, et parues dans l'espace d'une quarantaine d'années. (Journ. de Sédillot.)

de nouveaux noms, ou bien auxquelles on avait assigné de nouveaux compartiments dans le cadre nosologique. On avait d'ailleurs multiplié les divisions de la manière la moins philosophique. Ainsi Sauvages reconnaissait 315 genres et 2,700 espèces de maladies (1).

Pinel se conforma à l'esprit de son temps. « Une impulsion générale nous porte, dit-il, à coordonner les faits en médecine suivant leurs degrés d'affinité, c'est-à-dire à les classifier suivant la méthode des naturalistes (*Méd. clin*, *1re édit.*). Il annonçait dans la première édition de la *Nosographie* qu'il ne se proposait d'autre dessein que celui-ci : « Une maladie étant donnée, déterminer son vrai caractère, et le rang qu'elle doit occuper dans un tableau nosologique ; » (préface, de la 1re édit. p. IV) pour cela, imaginer un cadre qui offrît, placés au-dessous de leurs dénominations, les caractères des maladies réduites à leur plus grand degré de simplicité, et la succession de leurs phénomènes depuis le commencement jusqu'à la fin. Certes, voilà une vue singulièrement restreinte de la science pour un homme qui en fut regardé

---

(1) Pour juger à quelles puérilités quelques écrivains étaient arrivés en ce genre, il faut ouvrir un ouvrage publié en 1803 par un praticien réputé de son temps, Vitet, sous le titre de *médecine expectante*. C'est un gros traité de nosologie en 6 vol. in-8°, où l'on voit figurer à titre d'espèce nosologique « la faim, et les lassitudes qui surviennent après de violents exercices. » L'analogie y était tellement respectée qu'on trouvait dans la même classe l'*indigestion* et le *rhumatisme*.

pendant vingt ans comme le législateur : et si le mérite de Pinel se fût borné à imaginer une nouvelle distribution nosologique, il eût pu prétendre à la réputation d'un écrivain disert, d'un classificateur ingénieux, mais il n'eût pas pris rang parmi les hommes qui ont exercé une influence considérable sur leur époque. C'est qu'il se montra de beaucoup supérieur à ses devanciers, lorsqu'il proclama la nécessité de tenir compte en nosologie « *de la structure et des fonctions organiques des parties lésées,* » (ibid.) : lorsqu'il chercha en un mot dans la distinction des tissus une base à la localisation des maladies, autant du moins que le permettait l'état de la science d'alors. Les travaux de Bichat, et tous ceux qui ont été accomplis depuis cinquante ans dans cette direction se trouvent en germe dans cette vue, que l'immortel auteur de l'*anatomie générale* s'appropria en la fécondant. C'est là le grand mérite de la nosographie, ainsi que le reconnaissait Bichat lui-même, qui, de son propre aveu, s'en était inspiré dans ses premiers travaux. « M. Pinel, dit-il, a établi un judicieux rapprochement entre la structure différente, et les différentes affections des membranes. *C'est en lisant son ouvrage que l'idée de celui-ci s'est présentée à moi.* » (Préf. du Traité des membranes, 1re édition.)

Si l'on ajoute à la valeur que cette idée-mère donnait à l'œuvre de l'illustre professeur, la supériorité relative que lui assurait sur ses émules la netteté de l'exposition, la simplicité et la sage ordonnance du plan, on comprendra le succès que la *nosographie* obtint pendant vingt ans dans nos écoles, où l'on se bornait en quelque sorte à la commenter comme le Code de la médecine. Mais pour aller à la postérité, il faut aux productions de la science une valeur absolue, indépendante des circonstances où elles se produisent : un mérite autre que celui qu'elles peuvent tirer de l'habileté de la mise en œuvre. Or, la nosographie n'a pas résisté à cette épreuve ; et tandis qu'on lit encore avec plaisir et profit les œuvres des Sydenham, des Zimmermann, des Barthez, on ne songe plus guère à ouvrir un livre qui, dans ce qu'il avait de vraiment original, fut bientôt dépassé par les recherches de Bichat et de ses successeurs. Certes, l'ouvrage de Pinel figurera toujours parmi les productions qui font le plus d'honneur à la médecine française au commencement de ce siècle. Mais une telle œuvre essentiellement transitoire ne pouvait, quel que fût le mérite de son auteur, survivre aux progrès de la science. A la faveur extraordinaire dont les nosologies jouirent pendant un demi-siècle, a succédé de nos jours une profonde indifférence pour ces arrangements artificiels qui, s'ils éclairent un côté des choses, laissent tous les autres dans l'ombre, rompant souvent pour les exigences d'un principe arbitraire plus d'analogies qu'ils n'en respectent, ou reléguant à un rang subalterne les rapports les plus essentiels des choses.

Je ne voudrais pas viser au facile mérite de démontrer les imperfections de la *nosographie philosophique*,

Broussais s'est chargé naguères de cette tâche avec une verve de critique incisive et passionnée qu'on aurait tort sans doute d'imiter, mais qu'on ne saurait facilement égaler. Il y avait d'ailleurs à cette polémique une opportunité qui ne se retrouverait pas aujourd'hui. Toutefois, l'œuvre de Pinel occupe une trop grande place dans l'histoire pendant les vingt premières années de ce siècle pour que je passe ici sous silence ces cinq grandes classes qui furent, suivant l'expression de M. Bouillaud, comme le Pentateuque médical de l'époque, à savoir : les *phlegmasies*, les *hémorragies*, les *névroses*, les *fièvres* et les *lésions organiques* (1).

La plus nouvelle et la plus considérable de ces classes était celle des *phlegmasies* où était établi sur l'analyse des tissus malades le principe important, et alors trop négligé de la localisation. Il est juste cependant de faire remarquer que déjà J. Hunter avait décrit avec précision les effets de l'inflammation dans le tissu cellulaire, dans les séreuses et dans les muqueuses (2), et que Bordeu avait ouvert par ses *Recherches sur le tissu muqueux*, la

(1) Contrairement à l'exemple donné par les nosologistes ses prédécesseurs, Pinel ne faisait entrer dans sa classification que les maladies internes ou par cause interne.

(2) Le *Traité sur le sang, l'inflammation et les plaies d'armes à feu*, qui date de 1785, ne fut traduit en français qu'en 1799 : mais il devait être connu de Pinel, qui traduisait lui-même l'anglais.

voie à l'histologie. Mais à Pinel appartient essentiellement l'honneur d'avoir, dès 1792, décomposé les divers appareils en membranes ou en tissus distincts pour y rattacher les divers ordres de phlegmasies. C'était d'ailleurs une satisfaction donnée aux tendances anatomiques qui commençaient à se montrer de son temps. Sans doute cette classe offrait de nombreuses imperfections. L'inflammation n'y était guère décrite qu'à son summum d'intensité. A l'état chronique elle figurait tantôt parmi les névroses, tantôt parmi les lésions organiques dont Pinel ne décrivait que les résultats sans remonter à leur origine. La phlegmasie de la muqueuse digestive n'y était pas nettement distinguée de celles des séreuses. Quoi qu'il en soit, il y avait là un progrès véritable, et je n'ai rien à ajouter à l'éloge que je faisais tout à l'heure de cette remarquable partie de la nosographie, lorsque j'ai dit qu'elle inspira à Bichat l'idée de ses premières recherches.

Suivant M. le professeur Rostan (Cours de médecine clinique), Pinel, frappé du vague qui régnait dans l'histoire des *fièvres continues,* aurait d'abord voulu les fondre dans les autres classes de la nosographie, et notamment dans les phlegmasies, mais son éditeur l'aurait décidé à les conserver, lui faisant craindre s'il les rayait de son cadre un insuccès certain, et l'hostilité de puissants confrères. J'ignore jusqu'à quel point l'anecdote est vraie, et si l'illustre nosographe poussait réellement à ce point cette réserve prudente jusqu'à la faiblesse. Il est certain qu'il montra peu d'énergie dans ses luttes avec Broussais. Mais indépendamment de la part qu'il faut faire à l'âge qui s'appesantissait sur lui, on ne pouvait attendre de cet esprit expectant et souvent indécis la verve de conviction intolérante et passionnée qui anime les réformateurs (1). En tous cas, si M. Rostan a été bien informé, Pinel aurait par la suite bien changé de manière de voir, lorsque se prononçant hautement dans la dernière édition de son livre pour l'essentialité des fièvres, il disait, en parlant d'Alibert qui avait cherché à rattacher chacune d'elles au système d'organes où son action s'exerce spécialement : « l'auteur a voulu sans doute s'égayer par un paradoxe piquant, à la manière de Rabelais. » Quoi qu'il en soit, c'est sur ce terrain que se livrèrent, comme on sait, les luttes qui amenèrent le discrédit de ses idées au profit d'une école rivale. Ce n'est pas que Pinel eût méconnu le mouvement qui emportait son époque vers des solutions nouvelles. En prenant pour modèle les descriptions des épidémistes, il avait voulu rester fidèle à cet éclectisme traditionnel qu'on décorait alors du nom d'Hippocratisme. Mais au point où en étaient les choses, il ne pouvait pas ne pas

(1) Ajoutons que s'il manqua, en matière de science, de la hardiesse qui caractérise les novateurs, il fit, comme homme privé, preuve de courage civil en sauvant des proscrits à une époque où il était si dangereux de se montrer humain.

prendre en grande considération les lésions signalées dans ces maladies, et il lui fallait, pour être conséquent avec le principe qu'il avait posé leur chercher un siége. Nous aurions mauvaise grâce aujourd'hui à lui reprocher, comme l'école de Broussais, d'avoir laissé subsister une barrière absolue entre les fièvres essentielles et les phlegmasies : mais force nous est de convenir que l'idée générale qui doit présider à une classification méthodique lui faisait entièrement défaut, et que sa classe des fièvres péchait essentiellement par la base, en offrant pour principe de distribution ici les symptômes (fièvre ataxique, adynamique), là le siége vrai ou supposé (fièvres adéno-méningée, méningo-gastrique, angeïoténique.) Enfin, en inscrivant dans ses dernières éditions à côté de ses pyrexies essentielles, *la fièvre entéro-mésentérique* de Petit et Serres, qui bouleversait sa classification : en s'efforçant de démontrer que cette affection (qui n'est autre, comme on le sait, que la fièvre typhoïde) ne représentait aucun des états qu'il avait décrits comme des fièvres, Pinel prouva en réalité sur quelle base fragile, sur quels arrangements artificiels reposait sa pyrétologie composée avec des variétés symptomatiques empruntées à cette même maladie. Quant à l'assimilation des fièvres continues avec les fièvres intermittentes, dont l'école physiologique sut beaucoup de gré à l'auteur de la nosographie, on sait aujourd'hui ce qu'il faut en penser.

Je ne m'arrêterai pas sur la classe des *hémorragies* que Pinel divisait, ainsi que les phlegmasies, suivant les

les tissus qu'elles occupent, et dans la théorie desquelles il se montrait stahlien comme Cullen. Quant à la classe des *névroses*, où l'auteur présentait des considérations neuves et des vues d'un ordre élevé sur l'application de la médecine morale à la folie, les affinités anatomiques et physiologiques y étaient si peu respectées que l'auteur y avait fait entrer sous le nom d'*affections comateuses* l'apoplexie, les asphyxies et l'empoisonnement par les narcotiques.

On ne peut guère s'en prendre qu'à l'état arriéré de la science des nombreuses imperfections que l'on trouve à signaler dans la classe des *lésions organiques* (1), Pinel reconnaissant lui-même qu'aucune analogie ne réunissait les affections disparates qu'il s'était cru obligé d'y faire entrer, faute de savoir où les caser. Il est certain qu'au point de vue du solidisme exclusif où il s'était placé, il eût été difficile à l'auteur de la nosographie de faire mieux. Mais aussi pourquoi nier les cachexies comme autant d'êtres imaginaires, quand on est obligé de reconnaître la chose en en rejetant le nom, et de supposer, par exemple, des *lésions organiques générales*, idée contradictoire s'il en fut, pour celui qui nie les altérations des liquides.

---

(1) Dans la 1re édition de la nosographie, cette classe en comprenait deux autres; dans l'une se trouvaient les maladies du système lymphatique et dermoïde (5e classe), dans l'autre (6e classe) les maladies indéterminées ou non classées.

Dans le premier ordre figuraient le scorbut, plusieurs affections dartreuses, *la gale*, etc. Dans le second, les scrophules et la syphilis à côté du cancer. Dans le troisième, les hydropisies quelles qu'en fussent les causes. Enfin venaient dans un dernier groupe sorte de *caput mortuum* de la pathologie *le diàbète, les venins, les affections vermineuses*, etc.

Et cependant, nourri d'études exactes, Pinel se flattait d'avoir introduit une exactitude rigoureuse, une analyse sévère dans les maladies ! « Il faut, disait-il, appliquer à la médecine une méthode d'enseignement analogue à celle des autres sciences physiques (1). » C'était même pour marquer la différence qu'il y avait sous ce rapport, entre ses prédécesseurs et lui, qu'il avait substitué le terme de *nosographie* à celui de nosologie. Peut-être est-ce aussi à cette prétention à l'exactitude géométrique que l'on doit attribuer l'allure de son style coupé, sec, et dont la concision visant à l'aphorisme tombe assez souvent dans les négligences et l'obscurité : à moins qu'on n'aime mieux y voir l'intention de reproduire le style aphoristique employé par Hippocrate : car l'Hippocratisme fut une des visées de cette époque analytique.

---

(1) Pinel qui avait longtemps étudié et même enseigné les mathémathiques, occupa d'abord une chaire d'hygiène et de physique médicales à la faculté. Ce furent des travaux d'anatomie comparée qui lui ouvrirent au début de sa carrière les portes de l'Institut, et le firent présenter en concurrence avec G. Cuvier, pour une chaire de zoologie au Muséum.

Je ne parlerai pas de la *médecine clinique*, qui n'est que l'application particulière des idées générales contenues dans la nosographie. Je n'ai guère plus à dire de la thérapeutique de Pinel, qui rentre dans les errements d'une pratique peu aventureuse, et tour à tour empirique ou expectante ; mais ce serait laisser dans ce travail une lacune grave que de passer entièrement sous silence les travaux de Pinel, considéré comme aliéniste.

Jusque-là les fous étaient regardés, au moins par le vulgaire des médecins, comme incurables pour la plupart, et traités comme des criminels. Il faut lire dans les documents de cette époque le tableau révoltant des tortures infligées à ces infortunés à Bicêtre et dans les autres établissements ayant la même destination (1). Pinel, inspiré et secondé par l'esprit de son siècle, revendiqua les droits de l'humanité en faveur de ces malheureux, fit

(1) Confondus avec les voleurs et les vagabonds, les aliénés étaient jusqu'à la fin du siècle dernier enfermés dans les hôpitaux ou dans les prisons. Quelques salles de l'Hôtel-Dieu furent seulement réservées à ceux qu'on regardait comme susceptibles de guérison. Ils y couchaient au nombre de trois ou quatre dans le même lit. Les furieux étaient enchaînés. Quant aux incurables, ils étaient renfermés à Bicêtre et à la Salpétrière dans des cabanons de deux mètres carrés, où l'air et le jour n'arrivaient que par la porte, et où ils gisaient sur la paille. Ce n'est qu'à dater de la nomination de Pinel comme médecin de Bicêtre, et de la création du Conseil général des hospices (1800) que cessa complétement ce barbare état de choses.

tomber leurs chaînes, et substitua aux procédés barbares employés jusqu'alors contre eux des mesures de douceur, de bonté et de justice qui opérèrent la plus heureuse révolution dans le traitement de ces maladies. Le *traité médico-philosophique sur l'aliénation mentale,* bien que moins original sous les autres rapports, a été, par l'esprit philosophique élevé qui y règne, et par l'intérêt qu'il répandit sur un genre d'affections trop négligé jusques-là en France, le point de départ des travaux accomplis depuis lors. L'anatomie pathologique n'y occupe pas une grande place. Pinel croyait pouvoir conclure de ses recherches que les lésions indiquées comme résultant de la folie ne se trouvent pas dans tous les cerveaux d'aliénés, et se rencontrent à la suite de maladies différentes de l'aliénation mentale. Sa division de la folie en quatre espèces n'est pas non plus à l'abri de toute objection. Cependant les aliénistes qui ont cherché en dehors de la symptomatologie une base plus physiologique pour leurs divisions, ont été obligés de conserver, en général, les groupes de Pinel; et les travaux des anatomo-pathologistes, appuyés sur une base en apparence plus rationnelle, n'ont guère servi qu'à démontrer l'insuffisance de la science à cet égard, abstraction faite néanmoins des notions intéressantes qui en sont résultées pour l'histoire de l'aliénation mentale en général.

S'il me fallait, arrivé au terme de cette étude, formuler en quelques mots l'opinion que l'on peut se former aujourd'hui de cette grande illustration contemporaine, je n'aurais garde de contester les éminents services que cet esprit d'élite rendit à la science, mais j'ajouterais : que pour être un nosologiste ingénieux, un écrivain disert, un esprit sagace, on n'est pas un homme de génie. On sert la science sans doute en lui montrant le parti qu'elle peut tirer de ses découvertes, mais on ne lui ouvre pas une nouvelle carrière. Ces descriptions rajeunies, ces symptômes agencés avec art, reflet ingénieux de la science contemporaine ne lui montraient pas de nouvelles perspectives, ne constituaient pas, malgré la nouveauté de l'étiquette, une réforme sérieuse. Il n'y avait là, en un mot, rien de fécond pour l'avenir, si ce n'est la distinction pathologique des tissus, dont il n'appartenait d'ailleurs qu'à l'immortel Bichat de saisir toute la portée.

Extrait des Mémoires de l'Académie de Stanislas.

Nancy, imprimerie de veuve Raybois et comp.

www.ingramcontent.com/pod-product-compliance
Ingram Content Group UK Ltd.
Pitfield, Milton Keynes, MK11 3LW, UK
UKHW020549230726
13925UKWH00006B/2479